BEI GRIN MACHT SICH IHR
WISSEN BEZAHLT

AF153526

- Wir veröffentlichen Ihre Hausarbeit,
  Bachelor- und Masterarbeit

- Ihr eigenes eBook und Buch -
  weltweit in allen wichtigen Shops

- Verdienen Sie an jedem Verkauf

Jetzt bei www.GRIN.com hochladen
und kostenlos publizieren

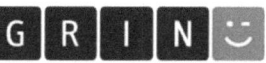

Überprüfung der Grammatikfähigkeit und des Arbeitsgedächtnisses italienischer Kinder mit einer spezifischen Sprachentwicklungsstörung

Giulia Bradaran

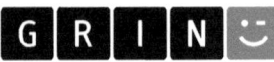

Bibliografische Information der Deutschen Nationalbibliothek:

Die Deutsche Nationalbibliothek verzeichnet diese Publikation in der Deutschen Nationalbibliografie; detaillierte bibliografische Daten sind im Internet über http://dnb.d-nb.de abrufbar.

ISBN: 9783346906649
Dieses Buch ist auch als E-Book erhältlich.

© GRIN Publishing GmbH
Trappentreustraße 1
80339 München

Druck und Bindung: Books on Demand GmbH, Norderstedt Germany
Gedruckt auf säurefreiem Papier aus verantwortungsvollen Quellen

Das vorliegende Werk wurde sorgfältig erarbeitet. Dennoch übernehmen Autoren und Verlag für die Richtigkeit von Angaben, Hinweisen, Links und Ratschlägen sowie eventuelle Druckfehler keine Haftung.

Das Buch bei GRIN: https://www.grin.com/document/1370970

Fachbereich Gesundheit

Studiengang Therapiewissenschaft (M.Sc.)

Idstein

Die Überprüfung der Grammatikfähigkeiten und des Arbeitsgedächtnisses italienischer Kinder mit einer spezifischen Sprachentwicklungsstörung

(systematisches Review)

Schriftliche Prüfungsleistung

für das Wahlpflichtmodul Handlungskompetenzen Therapiewissenschaften, Gesundheitsmanagement

Giulia Bradaran

Semester: WS2014

Datum: 05.01.2014

Die vorliegende Arbeit wurde in der Zeit vom November 2014 bis Januar 2015 bei der Hochschule Fresenius in Idstein verfasst.

1

Inhaltsverzeichnis

1. Zusammenfassung

Ziel: Mittels des systematischen Reviews sollten die Überprüfung der Grammatikfähigkeiten und sowie des phonologischen Arbeitsgedächtnisses bei monolingual italienischen Kindern hinsichtlich ihrer Eignung als klinischer Marker für das Vorliegen einer spezifischen Sprachentwicklungsstörung (SSES) kritisch evaluiert werden.

Methode: Hierfür wurde eine systematische Literaturrecherche innerhalb der Datenbanken Pubmed und Medpilot durchgeführt. Die herausgefilterten Studien wurden mittels Critical Appraisal Tools bewertet.

Ergebnisse: In Bezug auf das Nachsprechen von Real- oder Pseudowörtern, der Produktion des Flexionsmorphems der 3. Pers. Pl. sowie direkter Objektpronomen erzielten italienische Kinder mit einer SSES signifikant schlechtere Ergebnisse als die Kontrollgruppe. In Bezug auf die Parameter „Sensitivität" und „Spezifität" resultierten unterschiedliche Angaben zwischen 80%-100%. Mittels einer Kombination der Marker konnte jedoch stets eine gute Sensitivität/Spezifität über 90% erzielt werden.

Fazit: Die in den Studien integrierten Marker stellen Schwierigkeiten für Kinder mit einer SSES dar. Mittels einer isolierten Überprüfung dieser konnte keine konstant gute Differenzierungskraft festgestellt werden. Demnach bedarf es weiterer Forschungsarbeiten zur Festigung und Generalisierung der Ergebnisse.

2. Theoretischer Hintergrund

In Deutschland wuchsen im Jahr 2013 laut statistischem Bundesamt 27% aller unter sechsjährigen Kinder potentiell bilingual auf. Italienisch gehörte hierbei zu den sechs häufigsten Migrationssprachen (statistisches Bundesamt, 2013). Eine SSES bei bilingualen Kindern liegt nur dann vor, wenn sprachliche Defizite des Kindes in beiden zu sprechenden Sprachen auftreten (Chilla, Rothweiler, Babur, 2010; Rothweiler, Babur & Kroffke, 2007) und hierfür keine Primärerkrankungen vorliegen (Kölliker Funk, 2009; Grimm, 2003). Die Prävalenzrate mehrsprachiger Kinder mit einer SSES liegt bei circa 1,25 % (Chilla et al., 2010, Motsch, 2011). Nur in diesem Fall ist eine logopädische Intervention indiziert (Chilla et al., 2010). Sprachtherapeuten müssen demnach sowohl die Erst- (L1) als auch die Zweitsprachfähigkeiten (L2) einschätzen, um eine korrekte Förderung einzuleiten (Cornelli, Schulz, Tracy, 2013). Bei der Beurteilung der L1 werden Sprachtherapeuten jedoch mit fehlenden aussagekräftigen Instrumenten konfrontiert, sodass deren Einschätzung mehrheitlich rein informell erfolgt. Daraus resultiert die Gefahr einer Über- oder Unterschätzung der sprachlichen Fähigkeiten dieser Kinder (Cornellii et al.; 2013), woraus schwerwiegende individuelle und gesundheitsökonomische Konsequenzen folgen können (Kohnert & Medina, 2009; Kohnert, 2011). Kinder mit einer SSES weisen laut Literatur universelle klinische Marker auf, welche unabhängig von den zu erwerbenden Sprachen sind (Leonard, 2014). Hierzu gehören Schwierigkeiten mit grammatischen Strukturen (Bedore, 1998; Conti-Ramsden; 2003) sowie Einschränkungen des phonologischen Arbeitsgedächtnisses (Leonard, 2014; Graf Estes, Evans & Else-Quest, 2007). Für monolingual italienische Kinder wurden Störungen des Arbeitsgedächtnisses in Form von Schwierigkeiten bei Nachsprechaufgaben von Wörtern (Casalini et al., 2007; Bortolini & Leonard, 2000) sowie bezüglich der Grammatik mit grammatischen Morphemen wie Artikel, Pronomen und Verbflexionen (Marini, Tavano, Fabbro, 2008; Leonard & Dispaldro, 2013) bestätigt. Da davon ausgegangen wird, dass die Entwicklung der dominanten Sprache bei bilingualen Kindern dem monolingualen Erwerb gleicht (Cantone, Kupisch, Müller & Schmitz, 2008; Kupisch & Müller, 2009; Gutiérrez-Clellen & Ellis Weismer, 2004), könnten klinische Marker für monolingual italienische Kinder für bilingual italienisch-deutsche Kinder mit Italienisch als dominante Sprache Anwendung finden. Diese müssten jedoch in einem vorherigen Schritt hinsichtlich ihrer Sensitivität bzw. Spezifität kritisch durchleuchtet werden. Dies stellte die Ausgangslage der im folgenden Abschnitt aufgestellten Frage dar.

3. Fragestellung

Ziel dieses Reviews war es die Überprüfung der Grammatikfähigkeiten und des phonologischen Arbeitsgedächtnisses bei monolingual italienischen Kindern hinsichtlich ihrer Eignung als klinischer Marker (Sensität/Spezifität) für das Vorliegen einer spezifischen Sprachentwicklungsstörung (SSES) kritisch zu evaluieren und zu vergleichen. Darauf basierend sollte ein Anstoß dazu gegeben werden, ob und wie diese Marker auf italienisch-deutsche Kinder mit Italienisch als dominante Sprache Verwendung finden könnten. Daraus resultiert folgende Fragestellung: Eignet sich die Überprüfung der Grammatikfähigkeiten oder die Untersuchung des Arbeitsgedächtnisses italienischer Kinder für eine korrekte Differenzierung als klinischer Marker?

4. Methode
4.1. Datensammlung und Analyse

Um die aufgestellte Frage beantworten zu können, erfolgte eine systematische Literaturrecherche innerhalb der Datenbanken Pubmed und Medpilot. Zudem wurde die Cochrane Database of Systematic Reviews auf bereits existierende systematische Reviews durchsucht. Die Analyse und Bewertung der Artikel wurde von einer Prüferin (Logopädin, BSc) im Zeitraum von November 2014 bis Januar 2015 durchgeführt.

4.2 Suchstrategie

Zur Beantwortung der Fragestellung, wurde diese, wie Abbildung 1 verdeutlicht, zunächst anhand des PICO-Schemas, einer von der Arbeitsgemeinschaft der Wissenschaftlichen Medizinischen Fachgesellschaften (AWMF, 2013) empfohlenen Methode für eine Literaturrecherche, aufgegliedert.

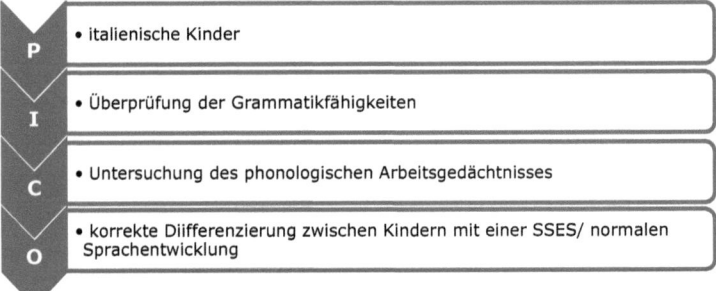

Abbildung 1: Fragestellung anhand des PICO-Schemas

4.2.1 Festlegen der Suchbegriffe für eine Suchsyntax

Mittels des PICO Schemas konnten Suchbegriffe für die systematische Literaturrecherche definiert werden, für welche anschließend Synonyme auf Englisch formuliert wurden. Um eine effektive Suche zu ermöglichen wurden alle Begriffe einzeln bei Pubmed eingegeben und nur dann integriert, falls diese Treffer erzielten. Um eine umfassendere Suche zu gewährleisten, wurden nicht nur die Oberbegriffe, wie bspw. „working memory", sondern auch dazugehörige Unterbegriffe verwendet, wie z.B. „word recall". Die für die Recherche verwendeten Begriffe sind in Anhang A, aufgelistet.

4.2.2 Erstellen einer Suchsyntax

Mit Hilfe der Verbindungsoptionen „OR" und „AND" wurden die Begriffe zu der folgenden Suchsyntax zusammengefügt und sowohl für die Recherche bei Pubmed als auch bei Medpilot genutzt:

((((((((((((((("copula forms") OR "plural inflection") OR "noun inflection") OR "gender agreement") OR "number agreement") OR "grammatical morphology") OR "grammatical morphemes") OR morphology) OR "clitic pronouns") OR "object clitics") OR article) OR "verb inflection") OR "verbal inflection")) OR (((("short-term memory") OR "working memory") OR "word repetition") OR "word recall"))) AND (((("language impairment") OR "speech disorder") OR "language delay") OR "language disorder")) AND italian) AND child

5. Ein- und Ausschlusskriterien der Studien für das Review
5.1 Studientypen

Um mittels des Reviews einen Überblick über aktuelle Studienergebnisse zur gewählten Fragestellung zu schaffen, wurden ältere Studien ausgeschlossen und lediglich Studien integriert, welche vor weniger als zehn Jahren publiziert wurden. In Bezug auf das Studiendesign lag die Präferenz bei kontrollierten Studien, da die zugrunde liegende Fragestellung keine zufällige Zuordnung der Kinder im Sinne einer Randomisierung erlaubt. Einzelfallstudien wurden zudem ausgeschlossen, da diese nur beding Rückschlüsse auf die Grundgesamtheit erlauben.

5.2 Probanden

Da die sekundäre verbale Phase der Sprachentwicklung mit circa zwölf Jahren als abgeschlossen gilt (Wendler, 2005), wurden nur Studien berücksichtigt, welche Vorschul- bzw. Schulkinder im Alter von 4-12 Jahren als Probanden hatten. Die Probanden sollten einsprachig mit Italienisch aufwachsen. Da für die Klärung der aufgestellten Fragestellung sowohl Kinder mit einer SSES als auch Kinder mit einer normalen Sprachentwicklung von Relevanz waren, fanden beide im Rahmen der Recherche Berücksichtigung. Kinder mit einer primären Erkrankung oder neurologischen Schädigungen wurden ausgeschlossen, da diese sich hinsichtlich der Sprachentwicklung von Kindern mit einer SSES oder einer normalen Sprachentwicklung unterscheiden.

5.3 Intervention

Die innerhalb der Studie durchgeführten Interventionsmaßnahmen sollten auf eine Bewertung der Überprüfung des Arbeitsgedächtnisses sowie der grammatikalischen Fähigkeiten hinsichtlich ihrer Sensitivität/Spezifität abzielen. Studien, innerhalb welcher andere sprachliche Ebenen untersucht wurden, galt es nur insofern einzubeziehen, als dass sie zusätzlich eine Diagnostik der interessierenden Marker integrierten.

5.4. Outcomes

Für das Review war es von Bedeutung Studien herauszufiltern, welche als Outcome die korrekte Einordnung der sprachlichen Entwicklung der Kinder fokussierten. In Bezug auf diese Einordnung galt es zwischen einer SSES und einer normalen Sprachentwicklung zu unterscheiden. Das Outcome sollte hierbei jedoch die Rezeption und/oder Produktion von verbalen Äußerungen betreffen, sodass Studien, welche das Lesen und Schreiben als Gegenstand hatten, keine Berücksichtigung finden sollten.

5.5 Studienbewertung und Evidenzeinschätzung

Die Studien wurden anhand ihres Studiendesigns mit Hilfe der Levels of Evidence (2011) (Anhang C) des Oxford Centre for Evidence-based Medicine kategorisiert. Um eine Evidenzbewertung der Studien vornehmen zu können, wurden die von dem International Centre for Allied Health Evidence zur Verfügung gestellten Critical Aprraisal Tools verwendet. Des Weiteren wurden die Studien hinsichtlich ihrer Validität kritisch durchleuchtet. Eine Bewertung der internen Validität wurde mithilfe des „Cochrane Collaboration tool for assessing risk of bias in randomized trials" (Higgins, Altman, Gøtzsche, Jüni, Moher, Oxman et al., 2011) vorgenommen. Da die externe Validität anhand von Prüfungsinstrumenten nicht evaluiert werden kann (Windeler, 2008), wurde diese mithilfe des PICO Schemas kritisch durchleuchtet.

6. Ergebnisse
6.1. Integrierte Studien

Die Suche in den Datenbanken Pubmed und Medpilot ergab, wie in Abbildung 1 zu erkennen ist, insgesamt 71 Artikel. Anhand des Titels und bestehenden Abstracts wurden 23 als passend herausgefiltert. In einem weiteren Schritt erfolgte eine detailliertere Analyse der Artikel anhand des Volltextes im Rahmen welcher diese anhand der zuvor festgelegten Ein- und Ausschlusskriterien sowie Outcomes betrachtet wurden. Des Weiteren wurde abgeglichen, welche Artikel sowohl mittels Pubmed als auch anhand von Medpilot gefunden wurden. Insgesamt resultierten aus dieser Analyse drei passende Artikel, welche nach einer Qualitätsbewertung für das systematische Review verwendet wurden.

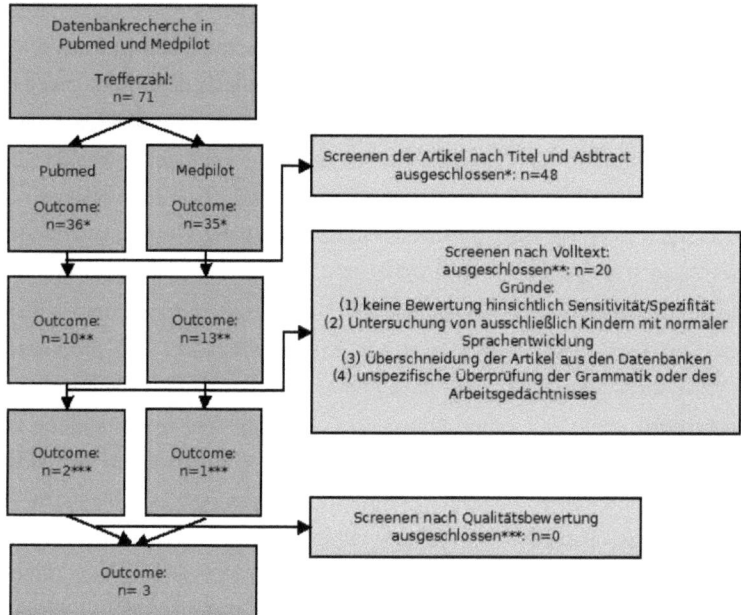

Abbildung 2: Filterprozess der mittels Datenbankrecherche gefundenen Artikel

6.2 Studienbeschreibung

Die drei integrierten Studien von Bortolini, Caselli, Deevy & Leonard (2002), Bortolini, Arfé, Caselli, Deevy & Leonard (2006) und Dispaldro, Leonard & Deevy (2013a) stellen Diagnostikstudien dar, welche ein nichtrandomisiertes Studiendesign aufweisen. Im Folgenden werden diese hinsichtlich ihrer Probanden, ihrer Diagnostikmaßnahmen sowie der Studienergebnisse beschrieben und im Anschluss daran bewertet. Hierbei wurden nur Aspekte betrachtet, welche für die

zugrundeliegende Fragestellung relevant waren. Eine tabellarische Gegenüber-
stellung der dargestellten Punkte befindet sich in Anhang B.

6.2.1 Probanden

Die Probanden innerhalb der Studien waren alle monolingual mit Italienisch auf-
wachsende Vorschulkinder. Im Rahmen der Studie von Bortolini et al. (2002)
wurden zwei Studien zur Überprüfung dreier klinischer Marker durchgeführt.
Hierbei wurden jeweils Kinder mit einer diagnostizierten SSES und sprachlich
normal entwickelte Kinder eingeschlossen. Die Verteilung des Alters sowie der
Stichprobengröße war wie folgt: 1.Studie: Insgesamt wurden 12 Kinder mit einer SSES im Alter von 4;1-7;0 Jahren sowie 12 Kinder mit einer normalen Sprachentwicklung im Alter von 3;11-7;0 Jahren integriert. 2. Studie: Hierfür nah-
men 15 Kinder mit einer diagnostizierten SSES und 15 mit einer normalen Spra-
chenwicklung im Alter von 4;0-6;0 Jahren teil. Die sprachlich unauffälligen Kinder dienten jeweils als Kontrollgruppe. Die Zuordnung zu den Gruppen wurde
anhand von Ergebnissen der Kinder aus einem rezeptiven und produktiven
Sprachtest, einer Berechnung der MLU, einem Hörscreening, Ergebnissen aus
einem Intelligenztest und einem Ausschluss neurologischer Erkrankungen vorgenommen. Kinder, welche im Sprachtest unter dem Durchschnitt der Alters-
gruppe lagen und keine Entwicklungseinschränkungen oder neurologische Primärerkrankungen aufwiesen, wurden der SSES-Gruppe zugeordnet. Diese Kinder erhielten zu dem Zeitpunkt eine sprachtherapeutischer Intervention. Kinder,
welche in Bezug auf die Sprachfähigkeiten durchschnittliche Ergebnisse erzielten
und keine weiteren Auffälligkeiten zeigten, wurden in die Kontrollgruppe integriert. Diese erhielten zu dem Zeitpunkt keine Therapie.
In der Studie von Bortolini et al. (2006) wurden die Probanden (n=33) in drei
Gruppen unterteilt: 1. Kinder mit einer diagnostizierten SSES im Alter von 3;7
bis 5;6 Jahren (n=11), 2. Kinder mit einer normalen Sprachentwicklung im Alter
von 3;7 bis 5;5 Jahren (n=11), welche als erste Kontrollgruppe dienten sowie
3. jüngere Kinder mit einer normalen Sprachentwicklung im Alter von 2;10 bis
4;0 Jahren (n=11), welche die zweite Kontrollgruppe darstellten. Die Zuordnung
zu den verschiedenen Gruppen erfolgt analog zu der Studie von Borolini et al.
(2002). In der Studie von Dispaldro et al. (2013a) wurden insgesamt 34 Probanden integriert. Diese wurden im Gegensatz zu der vorher beschriebenen

Studie in nur zwei Gruppen unterteilt: 1. Kinder mit einer diagnostizierten SSES im Alter von 3;11 bis 5;8 Jahren (n=17) und 2. Kindern mit einer normalen Sprachentwicklung im Alter von 4;1 bis 5;7 Jahren (n=17). Einschlusskriterien für die erste Gruppe waren das Vorliegen einer SSES, welches von Sprachtherapeuten anhand von Untersuchungen mittels normierter und standardisierter Tests begründet wurde sowie der Ausschluss neurologischer Erkrankungen und kognitiver Einschränkungen. Kinder wurden der Kontrollgruppe zugeordnet, wenn alle linguistischen Ebenen laut Angaben von Eltern oder Erziehern unauffällig waren und keine Entwicklungseinschränkungen sowie Hörstörungen vorlagen.

6.2.2 Interventionen

Im Rahmen der drei Studien war es das vorrangige Ziel, zu überprüfen, ob die Untersuchung der Grammatikfähigkeiten oder des Arbeitsgedächtnisses eine erfolgreiche Unterscheidung zwischen Kindern mit einer SSES und sprachlich normal entwickelten Kindern ermöglicht. In allen drei Studien wurden hierbei bereits vermutete klinische Marker für italienische Kinder verwendet. In Bezug auf die Grammatik waren dies die Produktion von „direkten Objektpronomen", „des Flexionsmorphems der 3. Person Plural" sowie des „bestimmten Artikels". Hinsichtlich des Arbeitsgedächtnisses wurde das „Nachsprechen von Real- und Pseudowörtern" überprüft. Die grammatischen Zielstrukturen wurden durch Fragen oder Aufforderungen mithilfe von Bildkarten evoziert. Bezüglich der Nachsprechaufgaben wurden die Probanden zur Wiederholung der vorgesprochenen Items aufgefordert.

Bortolini et al. (2002) überprüften in ihrer Studie die drei in der italienischen Sprache existierende Artikel sechsmal, sodass insgesamt 18 Items evoziert wurden. Das Flexionsmorphem der 3. Pers. Pl. wurde anhand von insgesamt 9 Items zu verschiedenen Verbendungen im Italienischen getestet. Die vier existierenden Objektpronomen wurden jeweils achtmal überprüft, sodass hierbei insgesamt 32 Items verwendet wurden. In der Studie von Bortolini et al. (2006) waren es insgesamt 24 Pseudowörtern bestehend aus jeweils sechs ein-, zwei,- drei- und viersilbigen Wörtern, welche verwendet wurden. Jedes direkte Objektpronomen wurde viermal überprüft, sodass es insgesamt 14 Items waren. Das Flexionsmorphem der 3. Person Plural wurde für insgesamt 9 Verben mit den in der italienischen Sprache existierenden Verbendungen angeboten.

Bei Dispaldro et al. (2013a) fand hingegen keine Überprüfung der grammatischen Strukturen, sondern des Nachsprechens von Pseudowörtern (PW) und Realwörtern (RW) statt. Hierfür wurden jeweils acht zweisilbige, dreisilbige und viersilbige Pseudo - und Realwörtern verwendet, sodass insgesamt 24 RW und 24 PW überprüft wurden. Die PW-Konzeption orientierte sich hinsichtlich ihrer phonematischen Struktur an den Realwörtern und den in Bortolini (1995) verwendeten Wörtern. Die Bewertung der Grammatikfähigkeiten erfolgte im Rahmen der ersten beiden Studien gleich, da hierbei nur die korrekte Verwendung der direkten Objektpronomen, des Artikels sowie der Verbendung als richtig gewertet wurden. In Bezug auf die Nachsprechaufgaben wurden zwei Bewertungen vorgenommen: 1. Die korrekte Produktion des kompletten Items und 2. die korrekte Produktion jedes Phonems. Bei Dispaldro et al. (2013a) wurden die Fehler zudem hinsichtlich der erfolgten phonologischen Prozesse in Relation zu dem jeweiligen Alter des Kindes betrachtet und in die Analyse miteinbezogen.

6.2.3 Studienergebnisse

Die Studie von Bortolini et al. (2002) zeigte, dass Kinder mit einer SSES in allen überprüften grammatischen Strukturen signifikant schlechter abschnitten als die Kontrollgruppe. Mittels einer Regressionsanalyse wurde im Anschluss daran festgestellt, dass die Sensitivität von „bestimmten Artikeln" in der ersten Studie von Bortolini et al. (2002) eine nicht ausreichende Sensitivität (<60%) sowie jedoch gute Spezifität (<90%) aufwies. In der zweiten Studie hingegen konnte eine exzellente Sensitivität und Spezifität von 100% festgestellt werden. Hinsichtlich der Überprüfung des „Flexionsmorphems der 3. Pers. Plural" wurde in der ersten Studie eine exzellente Sensitivität (100%) und eine gute Spezifität (>90%) festgestellt. In der zweiten Studie hingegen eine nicht ausreichende Sensitivität und Spezifität (<80%). In Bezug auf die „direkten Objektpronomen" konnte in der ersten Studie eine nicht ausreichende Spezifität (>80%) und eine jedoch gute Sensitivität (>90%) bestimmt werden und in der zweiten eine gute Sensitivität (90%) sowie gute Spezifität (100%). Durch eine Kombination der verschiedenen grammatischen Strukturen, wie bspw. „bestimmter Artikel" und „direkte Objektpronomen" konnte eine exzellente Spezifität sowie Sensitivität (100%) erreicht werden. Auch aus der Studie von Bortolini et al. (2006)

11

resultierte, dass Kinder mit einer SSES sowohl in Bezug auf die Produktion des"
Flexionsmorphems der 3. Pers. Pl." als auch der „direkten Objektpronomen"
signifikant schlechter abschnitten als die gleichaltrige sowie die jüngere Kontrollgruppe. Überwiegende Fehler waren bei dem Flexionsmorphem die Verwendung des Singulars und bei den direkten Objektpronomen überwiegten Auslas-
sungen der Zielstruktur. In Bezug auf die Sensitivität und Spezifität resultierte
für die Marker folgendes: die Überprüfung der „3. Pers. Plural" erzielte eine nicht
ausreichende Sensitivität (<70%), jedoch gute Spezifität (>90%). Die Untersuchung der direkten Objektpronomen hingegen eine gute Sensitivität (>90%)
und exzellente Spezifität (100%). In Bezug auf das Nachsprechen von NW
schnitten Kinder mit einer SSES insgesamt signifikant schlechter ab, als die
gleichaltrige und jüngere Kontrollgruppe. Dies betraf beide Arten der Auswertung. Bei Betrachtung der Silbenlänge konnte jedoch bei Zweisilbern kein signi-
fikanter Unterschiede festgestellt werden, aber bei drei- und viersilbigen Wörtern. Hierbei wurden die initialen unbetonten Silben mehrheitlich ausgelassen.
In Bezug auf die Sensitivität und Spezifität erzielten Nichtwörter eine Prozen-
tangabe von über 80%, was jedoch als nicht ausreichend gewertet wird.
Studienergebnisse aus Dispaldro et al. (2013a) zeigten, dass bezüglich des
Nachsprechens von RW und NW alle Kinder bei RW signifikant besser abschnitten. Kinder mit einer SSES erzielten hierbei schlechtere Ergebnisse in beiden
Überprüfungen als die Kontrollkinder. Je höher die Anzahl der Silben, desto weniger Items wurden sowohl für die NW als auch die RW in beiden Gruppen kor-
rekt produziert. Dies ergab sich aus beiden unter Punkt 6.2 beschriebenen Aus-
wertungsmethoden. Hinsichtlich der korrekten Klassifizierung der Kinder mit einer SSES, bzw. normalen Sprachentwicklung resultierte mittels der ersten Aus-
wertungsmethode für PW und RW eine gute Spezifität und Sensitivität (>90%).
Anhand der zweiten Methode der Auswertung konnten eine exzellente Spezifität
sowie Sensitivität (100%) festgestellt werden.

6.3 Studiensynthese

Zusammenfassend erlauben die Studienergebnisse der drei integrierten Studien
folgende Synthese: Sowohl in Bezug auf die Überprüfung der in den Studien
vorgenommen Grammatikfähigkeiten sowie auch der Untersuchung des phonologischen Arbeitsgedächtnisses schnitten Kinder mit einer SSES immer

signifikant schlechter ab, als gleichaltrige und jüngere sprachlich normal entwickelte Kinder. Bei Betrachtung der prozentualen Verteilung bezüglich Sensitivität und Spezifität differierten die Angaben in den drei integrierten Studien. Mit Ausnahme der Überprüfung der „bestimmten Artikels", welche als unzureichend gewertet wurde, konnte mit allen überprüften Markern eine Sensitivität/ Spezifität von 80-100% erreicht werden. Die Abweichungen könnten auf die unterschiedliche Zusammensetzung der Items in den Studien zurückgeführt werden. Mittels einer Kombination unterschiedlicher Marker ist stets von einer guten Sensitivität/Spezifität (>90%) auszugehen.

6.4 Critical Appraisal

Die drei kontrollierten Studien entsprechen laut der Levels of Evidence (2011) des Oxford Centre for Evidence-based Medicine dem Level 3 der Evidenz. Insgesamt stellen die Studien, aufgrund der Tatsache, dass kein aktuelles systematisches Review (Level 1) zur der gewählten Thematik existiert und keine randomisiert kontrollierten Studien möglich sind, das höchste Evidenzniveau zur Beantwortung der aufgestellten Frage dar. Die Studien wurden mit der TREND Checklist für nichtrandomisierte Studien von Des Jarlais, Lyles, Crepaz & TREND Group (2004) hinsichtlich ihrer Qualität evaluiert: Die Notwendigkeit von klinischen Markern zur korrekten Klassifizierung von Kindern, ist wie bereits im theoretischen Hintergrund erwähnt, in Bezug auf den praktischen Alltag im Bereich der Sprachtherapie von hoher Relevanz. Alle Autoren liefern diesbezüglich in ihrem theoretischen Hintergrund relevante und auf Literatur basierende Informationen aus welchen ersichtlich wird, dass im Rahmen des diagnostischen Vorgehens bei italienischen Kindern zwar bereits einige Hypothesen bezüglich schwieriger sprachlicher Strukturen existieren, jedoch noch wenig Evidenz diesbezüglich herrscht. Die mittels der Recherche herausgefilterten Studien weisen alle ein nichtrandomisiertes Studiendesign auf, sodass das Risiko für Selection Bias prinzipiell als hoch anzunehmen ist. Allerdings erlaubt die zugrunde liegende Fragestellung keine Randomisierung, da die Probanden im Rahmen der Studie anhand von linguistischen Kriterien entweder der Gruppe „sprachlich unauffällig" oder „sprachlich auffällig" zugeordnet werden müssen. Diese Zuordnung kann demnach nicht zufällig erfolgen, sondern anhand von standardisierten Methoden. Innerhalb der Studien wurde dies mittels normierter und standardisierter Testverfahren und aufgestellten Einschlusskriterien vorgenommen. Trotz der Tatsache, dass eine Verblindung der Probanden in keiner Studie erwähnt wurde, führt dies zu keinem erhöhten Risiko, da auch dies für die diagnostischen Maßnahmen irrelevant war. Im Falle von Kindern als Probanden, werden die gesetzlichen Vertreter über das Vorgehen der Studie informiert, sodass eine Verblindung der Kinder als nicht notwendig erachtet wird. Die den Gruppen zugeordneten Kinder erhielten ohne Ausnahme die gleiche Behandlung, sodass das Performance Bias Risiko als gering zu werten ist. In Bezug auf die Outcomes ist aufgrund eines universellen Auswertungsschemas, welches im Rahmen der Studie ausführlich erklärt wird, zudem auch von einem geringen Risiko für Detection Bias auszugehen. In keiner Studie wird das Ausscheiden von Probanden erwähnt, sodass das Risiko für Attrition Bias nicht eingeschätzt werden kann. Hinsichtlich der Generalisierbarkeit der Ergebnisse auf die Grundgesamtheit ist zu beachten, dass diese nur auf die detailliert beschriebenen Probanden, Interventionen und Outcomes möglich ist. Eine Übertragbarkeit der Ergebnisse auf andere Populationen oder Maßnahmen ist aufgrund daraus möglicherweise resultierender Effektmodifikationen nicht zu befürworten.

7. Diskussion

Wie bereits in der Einleitung erwähnt, ist es für Sprachtherapeuten, welche mit bilingualen Kindern konfrontiert werden von großer Bedeutung sowohl die L1 als auch die L2-Fähigkeiten zu untersuchen. Der hierfür bereits beschriebene Mangel an Instrumenten für die L1 ist auf unterschiedliche Faktoren zurückzuführen. Zum einen ist das Phänomen Bilingualität von einem hohen Maß an Heterogenität geprägt (Chilla et al. 2010). Des Weiteren tritt eine SSES selbst bei monolingualen Kindern variantenreich in Erscheinung (Grimm, 2003). Die unter Punkt 4.4 beschriebene Studiensynthese geht davon aus, dass Kinder mit einer SSES im Italienischen sowohl bei Überprüfung der klinischen Marker im Bereich Grammatik als auch in Bezug auf das Arbeitsgedächtnis schlechtere Ergebnisse als gleichaltrige und jüngere Kinder aufweisen. Vor allem die Tatsache, dass jüngere Kinder bessere Ergebnisse erzielen, spricht dafür, dass diese Strukturen tatsächlich Schwierigkeiten für Kinder mit einer SSES mit sich bringen. Diese Erkenntnisse sind für die Einschätzung der L1-Fähigkeiten ein erster Meilenstein, vor allem vor dem Hintergrund, dass diese Erkenntnisse in weiteren Studien bestätigt wurden. Hinsichtlich der Überprüfung des Arbeitsgedächtnisses mittels PW konnten verschiedene Studien wie die von Dispaldro, Benelli, Marco-lini & Stella aus dem Jahre 2009 sowie von Dispaldro, Altoe, Benelli & Lenoard aus dem Jahre 2011 bei italienischen Kindern mit einer SSES Schwierigkeiten mit dieser Struktur feststellen. Für „direkte Objektpronomen" sowie dem „Fle-xionsmorphem der 3. Pers. Pl." wurden diese Ergebnisse bereits vor mehreren Jahren festgestellt (Leonard, Sabbadini, Lenoard & Volterra, 1987; Leonard & Bortolini, 1992) und konnten auch in weiteren Studien repliziert werden (Le-onard & Dispaldro, 2013; Dispaldro, Leonard, Deevy, 2013). Im Rahmen einer Studie von Arosio et al. (2010) zeigten sich zudem, dass die direkten Objekt-pronomen auch für Kinder über sechs Jahre eine noch schwierige grammatische Struktur darstellen. Auch bezüglich anderer romanistischer Sprachen wie bspw. der spanischen oder französischen Sprache konnten Schwierigkeiten mit direk-ten Objektpronomen bei Kindern mit einer SSES ermittelt werden (Bedore & Leonard, 2001; Jakubowicz, Nash, Rigaut & Gérard, 1998). Bezüglich der Diffe-renzierungskraft zwischen dem Vorliegen/Nichtvorliegen einer SSES erzielten die in den Studien integrierten Marker jedoch sehr unterschiedliche Ergebnisse. Da dies vermutlich auf die Unterschiede der verwendeten Items zurückzuführen ist, wäre es für den praktischen Alltag sinnvoll eine Reihe festgelegter Items hinsichtlich Sensitivität/Spezifität zu untersuchen und ausschließlich diese zu nutzen. Eine Kombination zweier Marker hat sich hinsichtlich einer guten Spezi-fität und Sensitivität in den integrierten Studien bewährt. Unterschiedliche Stu-dien, wie die von Dispaldro, Deevy, Altoe, Benelli & Leonard (2011), Dispaldro et al. (2013a) und Dispaldro (2014) beschäftigten sich mit der zugrundeliegen-den Ursache der Schwierigkeiten mit direkten Objektpronomen und dem Nach-sprechen von PW. Da die häufigste Fehlerart diesbezüglich das Auslassen der Zielstruktur von grammatischen Morphemen war und Kinder mit einer SSES im Rahmen von Nachsprechaufgaben unbetonte Silben auch ausließen, wurden diese Schwierigkeiten auf die Silbenstruktur und demnach prosodische Eigen-schaften zurückgeführt. Laut Leonard und Bortolini (1998) lassen Kinder direkte Objektpronomen (unbetonte Silbe) mit höherer Wahrscheinlichkeit aus, wenn diesen eine unbetonte Silbe vorangeht. Folgt das direkte Objektpronomen hin-gegen nach einer betonten Silbe, bereite dies Kindern weniger Schwierigkeiten.

8. Kritische Würdigung des Reviews

Bezüglich des Schaffens aussagekräftiger Ergebnisse ist das Setzen und Einhalten strenger Einschlusskriterien für die zu integrierenden Artikel in das systematische Review zu befürworten. Aufgrund dessen konnten jedoch nur drei Studien identifiziert werden, welche Gegenstand des Reviews darstellen. Dadurch, dass Studien, welche aufgrund einer Nichterfüllung der Kriterien in der Diskussion berücksichtigt wurden, kann davon ausgegangen werden, dass wichtige Erkenntnisse in diesem Bereich integriert wurden. Um ein größeres Spektrum an Artikel in die Studie zu integrieren, müsste die Recherche innerhalb mehrerer Datenbanken erfolgen. Im Rahmen dieser Arbeit galt es jedoch zunächst einen Überblick über die wichtigsten Ergebnisse in Bezug auf die Fragestellung darzustellen. Positiv anzumerken ist, dass durch eine detaillierte Beschreibung der systematischen Literaturrecherche die Suche wiederholt und nachvollzogen werden kann.

9. Fazit

Aufgrund der Tatsache, dass bei dominanter Sprache die Entwicklung ähnlich verläuft wie bei monolingualen Kindern, könnte die aus diesem Review aufgestellte Studiensynthese für italienisch-deutsche Kinder mit Italienisch als dominante Sprache Verwendung finden. Hierfür bedarf es jedoch einer Zusammenarbeit bilingualer Sprachtherapeuten, Forschungsinstituten und Verbänden, um dies im Rahmen von Forschungsarbeiten kritisch zu evaluieren und gegebenenfalls zu bestätigen oder zu verwerfen. Im Falle einer Bestätigung würde dies zwar im Kontrast zu dem Mangel an bilingualen Sprachtherapeuten (Cardenaz et al., 2003) welche nicht in der Lage wären, diese Fähigkeiten italienischer Kinder zu überprüfen, stehen, jedoch ist dies kein Grund zu resignieren. Der Einsatz von computergestützten Techniken worauf bereits unterschiedliche Verfahren für mehrsprachige Kinder wie bspw. die Evozierte Diagnostik grammatischer Fähigkeiten für mehrsprachige Kinder (ESGRAF-MK; Motsch, 2011) oder das Screening der kindlichen Sprachentwicklung (SCREENIKS; Wagner, 2008) basieren sind diesbezüglich zu befürworten. Die dargestellten Studien stellen hierfür einen ersten Meilenstein dar. Sie sind als Basis für weitere Forschungsarbeiten und die Optimierung der Behandlung bilingualer Kinder sowie für das Erzielen von Einsparungen im von Ressourcenknappheit geprägten

Gesundheitswesen durch die Wahl korrekter Fördermaßnahmen für bilinguale Kinder anzusehen.

10. Literaturverzeichnis

Arbeitsgemeinschaft der Wissenschaftlichen Medizinischen Fachgesellschaften (AWMF). AWMF-Regelwerk Leitlinien: Formulierung von klinisch relevanten Fragestellungen. Zugriff am 02.01.2014 aus http://www.awmf.org/leitlinien/awmf-regelwerk/ll-entwicklung/awmf-regelwerk-01-planung-und-organisation/po-formulierung-fragestellungen.html

Arosio, F., Branchini, C., Forgiarni, M., Roncaglione, E., Carraveri. E., Tenca, E. & Guasti, M.T. (2010). SLI Children's weakness in Morphosyntax and Pragmatics. Zugriff am 12.09.2014 unter http://www.cladproject.eu/wp-content/uploads/2011/12/Arosio_et_al_2010_Tokyo.pdf

Barca, L., Burani, C. & Arduino, L.S. (2002). Word naming times and psycholinguistic norms for Italian nouns. *Behaviour Research Methods, Instruments & Computers*,34, 424-434

Bedore, L.M. & Leonard, L.B. (1998). Specific Language Impairment and Grammatical Morphology: A Discriminant Function Analysis. *American Speech-Language-Hearing Association*, 41, 1185-1192. Doi: 1092-4388/98/4105-1185

Bedore, L. M. % Leonard, L.B. (2001). Grammatical Morphology Deficits in Spanish-Speaking Children With Specific Language Impairment. *Journal of Speech, Language, and Hearing Research*, 44, 905-925. Doi: 1092-4388/01/4404-0905

Bortolini, U. (1995). Prove per la Valutazione Fonologiga del Linguaggio Infantile. Padowa, Italy: Edit Master

Bortolini, U., Leonard, L.B., & Caselli M. C. (1998). Specific Language Impairment in Italian and English: Evaluating Alternative Accounts of Grammatical Deficits. *Language and Cognitive Processes*, 13(1), 1-20. Doi:10.1080/016909698386573

Bortolini, U. & Leonard, L. B. (2000). Phonology and children with specific language impairment: status of structural constraints in two languages. *Journal of Communication Disorders*, 33, 131-150

Bortolini, U., Caselli, M.C., Deevy. P. & Leonard, L.B. (2002). Specific Language impairment in Italian: the first steps in the search for a clinical marker. *International Journal of Language & Communication Disorders*, 37 (2), 77-93. Doi: 10.1080/1368282011016758

Bortolini, U., Arfe, B., Caselli, M. C., Degasperi, L., Deevy, P. & Leonard, L.B. (2006). Clinical markers for specific language impairment in Italian: the contribution of clitics and non-word repetition. *International Journal of Language & Communication Disorders*, 41 (6), 695-712. Doi: 10.1080/13682820600570831

Cantone, K., Kupisch, T., Müller, N. & Schmitz, K. (2008). Rethinking Language Dominance in Bilingual Children: *Linguistische Berichte*. Hamburg: Helmut Buske

Cardenaz, B. & Inglisa, P. (2006). Diagnostik und Therapie bei Mehrsprachigkeit anders gelegen? Anforderungen und Möglichkeiten in der multilingualen Arbeit. In: R. Bahr & C. Iven (Hrsg.), Sprache Emotion Bewusstheit: Beiträge zur Sprachtherapie in Schule, Praxis und Klinik. (S.169-206). Idstein: Schulz-Kirchner

Casalini, C., Brizzolara, D., Chilosi, A., Cipriani, P., Marcolini, S., Pecini, C., Roncoli, S. & Burani, C. (2007). Non-word repetition in children with specific language impairment: a deficit in phonological working memory or in long-term verbal knowledge? *Cortex*, 43, 769-776.

Chilla, S., Rothweiler, M., & Babur, E. (2010). Kindliche Mehrsprachigkeit. Grundlagen, Störungen, Diagnostik. München: Ernst Reinhardt

Conti-Ramsden, G. (2003). Processing and Lunguistic Markers in Young Children With Specific Language Impairment (SLI). *Journal of Speech, Language, and Hearing Research*, 46, 1029-1037. Doi: 1092-4338/03/4605-1029

Cornelli, B. , Schulz, P. & Tracy, R. (2013). Sprachentwicklungsdiagnostik bei Mehrsprachigkeit. Eine Herausforderung für die pädiatrische Praxis. Berlin: Springer-Verlag. Zugriff am 09.11.2014 unter http://www.anglistik.unimann-heim.de/anglistik_i/team/prof_dr_rosemarie_tracy_lehrstuhlinhaberin/voet-cornelli_schulz_tracy_2013/voetcornelli_schulz_tracy_2013.pdf

Des Jarlais, D. C., Lyles, C., Crepaz, N., & the Trend Group (2004). Improving the reporting quality of nonrandomized evaluations of behavioral and public health interventions: The TREND statement. American Journal of Public Health, 94, 361-366

Dispaldro, M., Benelli, B., Marcolini, S. & Stella, G. (2009). Real-word repetition as a predictor of grammatical competence in Italian children. International Journal of Language and Communication Disorders, 44, 941-961

Dispaldro, M., Deevy, P., Altoe, G., Benelli, B. & Leonard (2011). A cross-linguistic study of realword and non-word repetition as predisctors of grammatical competence in children with typical language develoment. International Journal of Language and Communication Disorders, 46(5), 564-578. Doi: 10.1111/j.1460-6984.2011.00008.x.

Dispaldro, M., Leonard, L. & Deevy, P. (2013). Real-Word and Nonword Repetition in Italian-Speaking Children With Specific Language Impairment: A Study of Doagnosctic Accuracy. Journal of Speech, Language, and Hearing Research, 56, 323-336. Doi: 10.1044/1092-4388(2012/11-0304)

Dispaldro, M., Leonard, L.B. & Deevy, P. (2013a). Clinical markers in Italian-speaking children with and without specific language impairment: a study of non-word and real word repetition as predictors of grammatical ability. International Journal of Language of Communication Disorders, 48 (5), 554-564. Doi: 10.1111/1460-6984.12032

Dispaldro, M. (2014). Non-word repetition: The relationship between weak syllables and the omission of grammatical morphemes in children with specific language impairment. Clinical linguistics & phonetics, 28 (12), 895-911. Doi: 10.3109/02699206.2014.923940

Graf Estes, K., Evans, J.L. & Else-Quest, N.M. (2007). Differences in the Non-word Repetition Performance of Children With and Without Specific Language Impairment: A Meta-Analysis. *Journal of Speech, Language, and Hearing Research*, 50, 177-185. Doi: 1092-4388/07/5001-0177

Grimm, H. (2003). Störungen der Sprachentwicklung (2.Aufl.). Göttingen: Hogrefe

Gutiérrez-Clellen, J. C. & Ellis Weismer, S. (2004). Verbal Working Memory in Bilingual Children. *Journal of Speech, Language, and Hearing Research*, 47, 863-876

Higgins, J.P.T., Altman, D.G., Gøtzsche, P. C., Jüni, P., Moher, D., Oxman, A.D. et al. (2011). The Cochrane Collaboration's tool for assessing risk of bias in randomised trials, *BMJ, 343* 1-9. doi:10.1136/bmj.d5928

Jakubowicz, C., Nash, L., Rigaut, C. & Gérard, C.L. (1998). Determiners and clitic pronouns in French-speaking children with SLI. Language Acquisition, 7, 116-160. Doi: 10.1207/s153278171a0702-4_3

Kölliker Funk, M. (2009). ICF bei spezifischen Sprachentwicklungsstörungen. In C. Iven & H. Grötzbach (Hrsg.), ICF in der Sprachtherapie. Umsetzung und Anwendung in der logopädischen Praxis (175-190). Idstein: Schulz-Kirchner

Kohnert, K. & Medina, A. (2009). Bilingual children and communication disorders: A 30-year research retrospective. *Seminars in Speech and Language, 30,* 219-233. doi: 10.1055/s-0029-1241721.

Kohnert, K. (2011). Bilingual Children with Primary Language Impairment: Issues, Evidence and Implications for Clinical Actions. *Journal of Communication Disorders, 43*(6), 456-473. doi:10.1016/j.jcomdis.2010.02.002.Bilingual

Kupisch, T. & Müller, N. (2009). Relating Italian articles and clitic object pronouns in bilingual children acquiring Italian and German. In C. Dimroth & P. Jordens (Ed.), Functional Categories in Learner Language: Studies on Language Acquisition 37 (SOLA). Berlin: Walter de Gryter

Leonard, L., Sabbadini, L., Leonard, J. & Volterra, V. (1987). Specific language impairment in children: a crosslinguistic study. *Brain and Language*, 32, 233-252

Leonard, L., Bortolini, U., Caselli, M.C., Mc Gregor, K. & Sabbadini, L. (1992). Morphological deficits in children with specific language impairment: the status of features in the underlying grammar. *Language Acquisition*, 2, 151.179

Leonard, L. & Bortolini, U. (1998). Grammatical morphology and the role of weak syllables in the speech of Italian-speaking children with specific language impairment. *Journal of Speech, Language, and Hearing Research*, 41, 1363-1374

Leonard, L.B., Dispaldro, M. (2013). The effects of production demands on grammatical weakness in specific language impairment: The case of cliic pronouns in Italian. *Journal of Speech, Language, and Hearing Research*, 56, 1272-1286

Leonard, L.B. (2014). Specific Language Impairment Across Languages. *Child Development Perspectives*, 8(1), 1-5

Marini, A., Tavano, A. & Fabbro, R. (2008). Assessment of linguistic abilities in Italian children with Specific Language Impairment. *Neuropsychologia*, 46, 2861-2823. Doi: 10.1016/j.neuropsychologia.2008.05.013

Motsch, H.J. (2011). ESGRAF-MK-Evozierte Diagnostik grammatischer Fähigkeiten für mehrsprachige Kinder. München: Ernst Reinhardt

Oxford Centre for Evidence-based Medicine - Levels of Evidence (2009). Zugriff am 10.01.2014 aus http://www.cebm.net/?o=1025

Rothweiler, M., Babur, E. & Kroffke S. (2007). Spezifische Sprachentwicklungsstörung im Kontext kindlicher Mehrsprachigkeit- Ergebnisse zur Kasusmorphologie in der Erstsprache Türkisch. *Sprache Stimme Gehör: Fachzeitschrift für Kommunikationsstörung*, 144-150. Stuttgart: Georg Thieme

Statistisches Bundesamt (2009). Migration, Integration. Zugriff am 14.12.2014 unter https://www.destatis.de/DE/ZahlenFakten/GesellschaftStaat/Bevoelkerung/MigrationIntegration/MigrationIntegration.html#tab155014No3

Statistisches Bundesamt (2013). Zuwanderung nach Deutschland steigt im 1. Halbjahr 2013 um 11 %. Zugriff am 17.10.14 unter https://www.destatis.de/DE/PresseService/Presse/Pressemitteilungen/2013/11/PD13_391_12711.html

Wagner, L. (2008). SCREEMIK: Screening der Erstsprachfähigkeit bei Migrantenkindern (2.Version): Manual und CD-ROM. München: Eugen Wagner.

Wendler, J., Seidner, W., & Eysholdt, U. (2005). Lehrbuch der Phoniatrie und Pädaudiologie (5.Aufl.). Stuttgart: Georg Thieme.

Windeler, J. (2008). Externe Validität. *Zeitschrift für Evidenz, Fortbildung und Qualität im Gesundheitswesen, 102*(4), 253-259. doi: 10.1016/j.zefq.2008.04006

Verwendete Begriffe für die Literaturrecherche

PICO	Deutsche Synonyme	Verwendete englische Synonyme
P	Italienische Kinder	Italian children
I	Überprüfung Grammatikfähgkeiten	copula forms, plural inflection, noun inflection, gender agreement, number agreement, grammatical morphology, grammatical morphemes, morphology, clitic pronouns, object clitics, article, verb inflection, verbal inflection
C	Überprüfung des Arbeitsgedächtnisses	short-term memory, working memory, word repetition, word recall
O	Klinischer Marker für das Vorliegen einer SSES	language impairment, speech disorder, language delay, language disorder

Autor/Jahr	Design/Probanden	Intervention	Ergebnisse
Bortolini, Caselli, Deevy, Lenoard (2002)	<u>Design</u>: nichtrandomisierte kontrollierte Diagnostikstudie **Studie (1)** <u>Probanden</u>: n=24 - monolingual mit Italienisch aufwachsende Kinder - Unterteilung der Kinder in 2 Gruppen: (1) Kinder mit einer SSES im Alter von 4;1-7;0 Jahre→ unterdurchschnittlich in Sprachtest (n=12) Kontrollgruppen: (2) Kinder mit normaler Sprachentwicklung im Alter von 3;11-7,0 Jahre (n=12) **Studie (2)** <u>Probanden</u>: n=30 - monolingual mit Italienisch aufwachsende Kinder - Unterteilung der Kinder in 2 Gruppen:	(1) Überprüfung der Grammatikfähigkeiten mittels Bildkarten und Evozierung der Zielstruktur → 18 Items zu bestimmten Artikel → 32 Items zum Flexionsmorphem der 3. Person Plural → 32 Items zu direkten Objektpronomen	- Kinder mit einer SSES schneiden in allen untersuchten Parametern signifikant schlechter ab als beide Kontrollgruppen **Studie (1)** Bestimmter Artikel: → Sensitivität >60%; Spezifität <90% Direkte Objektpronomen: → Sensitivität >80%; Spezifität >90% Flexionsmorphem der 3. Pers. Pl.: → Sensivität 100%; Spezifität >90% **Studie (2)** Bestimmter Artikel: → Sensitivität und Spezifität 100% Direkte Objektpronomen: → Sensitivität und Spezifität >90% Flexionsmorphem der 3. Pers. Pl.: → Sensivität und Spezifität <80%

	(1) Kinder mit einer SSES im Alter von 4;0-6;0 Jahre→ unterdurchschnittlich in Sprachtest (n=15) Kontrollgruppe: (2) Kinder mit normaler Sprachentwicklung im Alter von 4;0-6,0 Jahre (n=15) alle Probanden: → keine neurologischen Erkrankungen → unauffällig im Hörscreening und im Intelligenztest		- Kombination der Marker erzielte immer Sensitivität+ Spezifität >90%
Bortonlini, Arfé, Caselli, Deevy & Leonard (2006)	Design: nichtrandomisierte kontrollierte Diagnostikstudie Probanden: n=33 - monolingual mit Italienisch aufwachsende Kinder - Unterteilung der Kinder in 3 Gruppen: (1) Kinder mit einer SSES im Alter von 3;7- 5;6 Jahre→ unterdurchschnittlich in Sprachtest (n=11) Kontrollgruppen:	(1) Überprüfung der Grammatikfähigkeiten mittels Bildkarten und Evozierung der Zielstruktur → 14 Items zu Objektpronomen → 9 Items zu dem Flexionsmorphem der 3. Person Plural (2) Überprüfung des phonologischen Arbeitsgedächtnisses durch Nachsprechaufgabe	- Kinder mit einer SSES schneiden in allen untersuchten Parametern signifikant schlechter ab als beide Kontrollgruppen Direkte Objektpronomen: → Fehlerart= Auslassung der Zielstruktur → Sensitivität >90%; Spezifität 100% Flexionsmorphem der 3. Pers. Pl.: → Fehlerart= Produktion des Singular-Morphems → Sensitivität <70%; Spezifität >90%

	(2) Kinder mit normaler Sprachentwicklung im Alter von 3;7-5;5 Jahre (n=11) (3) Kinder mit normaler Sprachentwicklung im Alter von 2;10-4;0 Jahre (n=11) → durchschnittlich in Sprachtest alle Probanden: → keine neurologischen Erkrankungen → unauffällig im Hörscreening und im Intelligenztest	→ insgesamt 24 Pseudowörter, bestehend aus 6 einsilbigen, 6 zweisilbigen, 6 dreisilbigen und 6 viersilbigen Pseudowörtern	Pseudowörter: → Fehlerart= Auslassung der initialen unbetonten Silbe → Sensitivität und Spezifität >80%
Dispaldro, Leonard & Deevy (2013)	**Design:** nichtrandomisierte kontrollierte Diagnostikstudie **Probanden:** n=34 - monolingual mit Italienisch aufwachsende Kinder - Unterteilung der Kinder in 2 Gruppen (1) Kinder mit einer SSES im Alter von 3;11- 5;8 Jahre (n=17) → unterdurchschnittlich in Sprachtest, diagnostiziert durch Sprachtherapeuten Kontrollgruppe:	(2) Überprüfung des phonologischen Arbeitsgedächtnisses durch Nachsprechaufgabe → 24 Realwörter → 24 Pseudowörter: Ableitung von den Realwörtern → jeweils 8 zweisilbige, 8 dreisilbige und 8 viersilbige Wörter	- SSES Kinder schneiden signifikant schlechter ab als Kontrollgruppe Produktion von Realwörtern: → bessere Ergebnisse sowohl bei SSES Kindern als auch der Kontrollgruppe - Abhängigkeit der Silbenlänge: bei 2-Silbern kein signifikanter Unterschied Pseudowörter & Realwörter → Sensitivität und Spezifität <90% → Kombination beider führt zu 100%

(2) Kinder mit normaler Sprachentwicklung im Alter von 4;1-
5;7 Jahre (n=17)
→ keine Auffälligkeiten in linguistischen Ebenen laut Erzieher und
Eltern

alle Probanden:
→ keine neurologischen Erkrankungen
→ unauffällig im Hörscreening
und im Intelligenztest

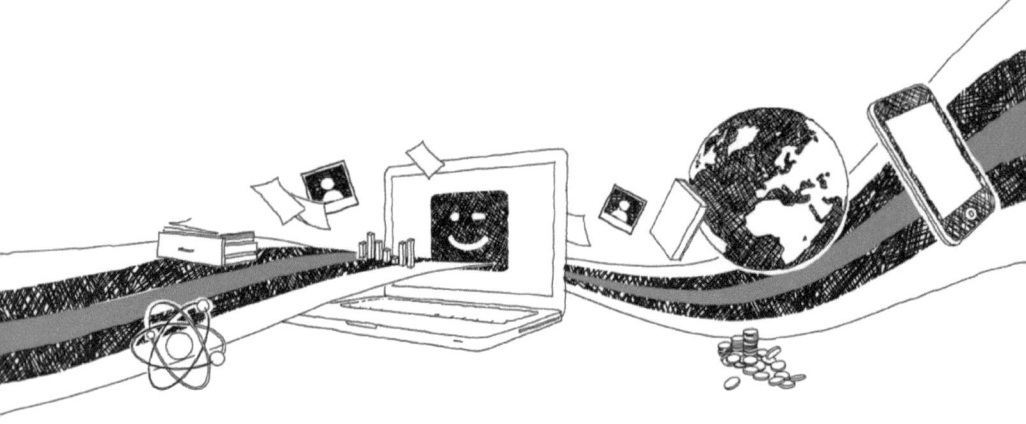
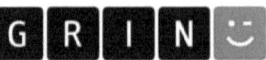